44 Lösungen gegen Sodbrennen:

44 Rezepte um Sodbrennen mit natürlichem Essen zu kontrollieren und vorzubeugen

Von

Joe Correa CSN

COPYRIGHT

Diese Veröffentlichung ist dafür, genaue und verbindliche Informationen hinsichtlich des behandelten Themas zur Verfügung zu stellen. Es wird unter der Voraussetzung verkauft, dass weder der Autor noch der Verleger medizinische Beratung leisten. Wenn medizinischer Rat oder Hilfe benötigt wird, bitte einen Arzt konsultieren. Dieses Buch ist nur eine Hilfe und sollte nicht Ihrer Gesundheit schaden. Konsultieren Sie bitte einen Arzt bevor Sie mit diesem Ernährungsplan beginnen, um sicherzustellen, dass es für Sie passt.

DANKSAGUNG

Dieses Buch ist meinen Freunden und meiner Familie gewidmet, die leichte oder ernste Krankheiten hatten, so dass Sie eine Lösung finden und die notwendigen Veränderungen in Ihrem Leben machen.

44 Lösungen gegen Sodbrennen:

44 Rezepte um Sodbrennen mit natürlichem Essen zu kontrollieren und vorzubeugen

Von

Joe Correa CSN

INHALT

ÜBER DEN AUTOR

Nach jahrelanger Forschung glaube ich ehrlich an die positive Wirkung die richtige Ernährung auf den Körper und den Geist haben kann. Meine Kenntnis und Erfahrung haben mir geholfen, im Laufe der Jahre gesünder zu leben, was ich mit meiner Familie und Freunden geteilt habe. Je mehr Sie über gesünderes Essen und Trinken wissen, desto eher werden Sie Ihr Leben und die Essgewohnheiten ändern wollen.

Ernährung ist ein Schlüsselfaktor im Pozess für Gesundheit und ein längeres Leben - also starte noch heute. Der erste Schritt ist der wichtigste und der bedeutungsvollste.

EINFÜHRUNG

44 Lösungen gegen Sodbrennen: 44 Rezepte um Sodbrennen mit natürlichem Essen zu kontrollieren und vorzubeugen

Von Joe Correa CSN

Sodbrennen ist ein unangenehmes, brennendes Gefühl im Bauch. Es wird oft von Halsschmerzen, einem unangenehmen Geruch und Magenschmerzen begleitet.

Dieses Symptome treten auf nachdem bestimmte Nahrungsmittel gegessen wurden. Nach Angaben der Weltgesundheitsorganisation leiden rund 3 Milliarden Menschen mindestens einmal in der Woche unter Sodbrennen. Es ist mit rund 20-40 % täglich betroffender Menschen eines der häufigsten, medizinischen Probleme auf der Welt.

Bei diesem unangenehmen Zustand kommt der Mageninhalt aus dem Magen wieder in die Speiseröhre und den Mund zurück. Es ist das Hauptsymptom der gastroösophageale Refluxerkrankung, weshalb es ernst genommen werden sollte.

Die Entscheidung, dieses Buch in die Hand zu nehmen und etwas gegen Ihre Probleme mit Sodbrennen zu tun, ist wahrscheinlich eines der besten Dinge, die Sie machen konnten. Sodbrennen ist das Ergebnis einer schlechten Ernährung, einer großen Menge an Fett, schweres und würziges Essen, verschiedener, rezeptfreier Medikamente, Alkohol und Zigaretten.

Dieses Buch wird Ihr Problem auf eine einfache, aber effektive Weise lösen. Es basiert auf diesen unglaublich leckeren Rezepten, die sorgfältig ausgewählt wurden, um Ihre Verdauung zu erleichern und zu verhindern, dass der Mageninhalt über die Speiseröhre wieder nach oben kommt. Diese Rezeptsammlung ist voller Proteine, guten Kohlenhydrate, Vitamine und Mineralien.

Beginnen Sie Ihren Tag mit einer Schüssel Kirsch-Haferflocken für einen sofortigen Energie-Kick. Zum Mittagessen wählen Sie ein italienisches Gericht „Kabeljau mit Spargel", das eine erstaunliche Quelle an Proteinen und Antioxidantien ist. Wenn es um Fette geht, stellen Sie immer sicher, dass Sie qualitativ hochwertiges Olivenöl oder Kokosöl verwenden um Ihrem Körper eine tägliche Dosis an wertvollen Omega-3-Fettsäuren zu geben. Stellen Sie sicher, dass vor allem der Fokus auf der wichtigsten Mahlzeit des Tages liegt: das Abendessen. Menschen, die an Sodbrennen leiden und die, die es vermeiden wollen, müssen sich für ein leichtes Abendessen entscheiden. Ärzte und Ernährungsberater sind sich einig, dass ein sorgfältig ausgewähltes Abendessen, die beste

Möglichkeit ist, Sodbrennen zu vermeiden. Dieses Buch bietet viele leckere Rezepte, mit denen Sie problemlos Ihre üblichen Mahlzeiten ersetzen können. Stellen Sie sicher, dass Sie alle probieren!

44 LÖSUNGEN GEGEN SODBRENNEN: 44 REZEPTE UM SODBRENNEN MIT NATÜRLICHEM ESSEN ZU KONTROLLIEREN UND VORZUBEUGEN

1.   Spinat-Erdbeer-Salat mit Walnüssen

Zutaten:

450 g frischer Spinat, gerupft

200 g frische Erdbeeren

2 EL Walnüsse, grob gehackt

1 kleine rote Zwiebel, geschnitten

2 EL natives Olivenöl extra

1 EL Honig

2 EL Sesamsamen

1 TL Worcestershiresauce

¼ TL Cayennepfeffer, gemahlen

¼ TL Meersalz

Zubereitung:

Öl, Honig, Sesamsamen, Worcestershiresauce, Cayenne-pfeffer und Salz in eine kleine Schüssel geben. Gut vermengen und für 15 Minuten zur Seite stellen, damit sich die Aromen vermischen können.

Als nächstes das Gemüse vorbereiten. Spinat in ein großes Sieb geben und gründlich unter kaltem, fließendem Wasser waschen. Abtropfen und mit den Händen rupfen. In eine große Salatschüssel geben und zur Seite stellen.

Erdbeeren waschen und in mundgerechte Stücke schneiden. In die Schüssel geben und zur Seite stellen.

Zwiebel schälen und in dünne Scheiben schneiden. Zum Salat geben und mit dem gemachten Dressing übergießen. Gut verrühren damit alle Zutaten bedeckt sind und für 10 Minuten kalt stellen. Vor dem Servieren mit Walnüssen garnieren.

Guten Appetit!

Nährwertangaben pro Portion: Kcal: 183, Proteine: 5,3 g, Kohlenhydrate: 22,1 g, Fette: 23,5 g

2. Basmatireis mit Karotten

Zutaten:

390 g Basmatireis, vorgekocht

1 große Karotte, geraspelt

3 EL frische Petersilie, fein gehackt

2 EL Balsamico-Essig

2 EL Zitronensaft, frisch gepresst

½ TL Himalaya-Pinksalz

¼ TL rote Paprikaflocken

Zubereitung:

Petersilie, Essig, Zitronensaft, Salz und Paprikapulver in einer kleinen Schüssel vermengen. Verrühren und zur Seite stellen bis der Reis fertig ist.

Basmatireis und ca. 1440 ml Wasser in einen mittelgroßen, dickbodigen Topf geben. Zum Kochen bringen und auf kleinster Stufe weiterkochen. Zudecken und für 15 Minuten kochen. Vom Herd nehmen und mit einer Gabel auflockern.

Das Reis in eine große Schüssel geben und geriebene Karotten zugeben. Einmal umrühren und dann mit dem hergestellten Dressing beträufeln. Gut verrühren und sofort servieren.

Nährwertangaben pro Portion: Kcal: 466, Proteine: 9,2 g, Kohlenhydrate: 98 g, Fette: 1,1 g

3.   Gegrillter Zucchini mit Zitronendressing

Zutaten:

1 große Zucchini, geschnitten

100 g Kohlblätter, gehackt

2 EL Zitronensaft, frisch gepresst

1 EL Apfelessig

1 EL natives Olivenöl extra

1 TL Salz

¼ TL schwarzer Pfeffer, gemahlen

Zubereitung:

Zitronensaft, Essig, Öl, Salz und Pfeffer in eine kleine Schüssel geben. Gut rühren und zur Seite stellen.

Kohlblätter unter kaltem, fließendem Wasser waschen. Abtropfen und in einen Topf mit kochendem Wasser geben. Für 2 Minuten kochen und vom Herd nehmen. Abtropfen und zum Abkühlen zur Seite stellen.

Den Grill auf mittlere Temperatur vorheizen.

Zucchini waschen und in dünne Scheiben schneiden. Zucchinischeiben mit der Marinade bestreichen. Für ca.

3-4 Minuten auf der Seite grillen oder bis sie goldbraun sind.

Zucchini und Kohlblätter auf einen Servierteller geben und mit dem Zitronendressing beträufeln. Sofort servieren.

Nährwertangaben pro Portion: Kcal: 466, Proteine: 9,2 g, Kohlenhydrate: 98 g, Fette: 1,1 g

4.   Kirsch-Haferflocken

Zutaten:

100 g Haferflocken

240 ml Kokosmilch

115 g frische Kirschen, entsteint und halbiert

1 mittelgroße Banane, geschält und gehackt

1 EL Leinsamen

1 EL Honig

240 ml Wasser

Zubereitung:

Wasser in einen mittelgroßen, dickbodigen Topf geben. Zum Kochen bringen und dann Haferflocken zugeben. Für 2 Minuten kochen und ständig umrühren. Vom Herd nehmen und 10 Minuten ziehen lassen.

Kirschen waschen und halbieren. Kerne entfernen und zur Seite legen.

Nun Haferflocken, Milch, Kirschen, Banane und Honig in eine große Schüssel geben. Gut verrühren und mit Leinsamen bestreuen.

Sofort servieren.

Nährwertangaben pro Portion: Kcal: 399, Proteine: 6,4 g, Kohlenhydrate: 48,9 g, Fette: 21,7 g

5. Kabeljau mit Spargel

Zutaten:

450 g Kabeljaufilets

125 g frischer Spargel, geschnitten

1 EL Olivenöl

2 EL Zitronensaft, frisch gepresst

1 EL Petersilie, fein gehackt

2 Knoblauchzehen, zerdrückt

1 TL Salz

¼ TL schwarzer Pfeffer, gemahlen

Zubereitung:

Öl, Zitronensaft, Petersilie, Knoblauch, Salz und Pfeffer in eine kleine Schüssel geben. Gut verrühren und zur Seite stellen.

Spargel waschen und die holzigen Enden abschneiden. In mundgerechte Stücke schneiden und in einen großen Topf geben. 480 ml Wasser zugeben und mit 1 Prise Salz bestreuen. Zum Kochen bringen und auf kleinster Stufe weiterkochen. Für 10 Minuten kochen und vom Herd nehmen. Abtropfen und zur Seite stellen.

Den Grill auf mittlere Temperatur vorheizen. Filets großzügig einstreichen und für ca. 3-5 Minuten auf jeder Seite grillen. Bei Bedarf beim Grillen mehr Marinade zugeben.

Filets mit Spargel servieren und mehr Marinade drüber geben.

Guten Appetit!

Nährwertangaben pro Portion: Kcal: 214, Proteine: 35,8 g, Kohlenhydrate: 2,8 g, Fette: 6,1 g

6.   Kalbfleisch und Grüner Bohneneintopf

Zutaten:

450 g fettarmes Kalbfleisch, in mundgerechte Stücke geschnitten

150 g grüne Bohnen, gewürfelt

1 kleine Zwiebel, gewürfelt

200 g Tomaten, gewürfelt

120 g Süßkartoffeln, gewürfelt

2 EL Olivenöl

1 TL Cayennepfeffer

½ TL getrockneter Oregano, gemahlen

1 TL Salz

¼ TL Paprikapulver, gemahlen

Zubereitung:

Fleisch unter kaltem, fließendem Wasser waschen und mit Küchenpapier trocken tupfen. In mundgerechte Stücke schneiden und zur Seite stellen.

Öl in einem großen, tiefen Topf bei mittlerer Temperatur erwärmen. Fleischstücke zugeben, mit etwas Salz bestreuen und für 10 Minuten kochen, dabei gelegentlich umrühren.

Nun gewürfeltes und vorbereitetes Gemüse zugeben. 960 ml Wasser zugeben und zum Kochen bringen. Mit Cayennepfeffer, Oregano, Salz und Paprikapulver bestreuen. Etwas Mehl zum andicken hinzufügen. Dies ist jedoch optional. Wenn es kocht, zudecken und die Temperatur runter drehen. Für 30 Minuten kochen oder bis das Gemüse weich ist.

Vom Herd nehmen und warm servieren.

Nährwertangaben pro Portion: Kcal: 262, Proteine: 23,5 g, Kohlenhydrate: 13,4 g, Fette: 12,7 g

7.   Sesam-Muffins

Zutaten:

125 g Maismehl

120 g Buchweizenmehl

1 TL Backnatron

1 TL Backpulver

1 EL Sesamsamen

¼ TL Salz

130 g Apfelmus

3 EL Honig

240 ml Magermilch

Zubereitung:

Den Ofen auf 375°F (190°C) vorheizen.

Milch und Sesamsamen in einer mittelgroßen Schüssel vermengen. Zur Seite stellen und 10 Minuten ziehen lassen.

Buchweizenmehl, Backnatron, Backpulver, Salz und Maismehl in eine große Schüssel geben. Gut verrühren und dann Apfelmus und Honig zugeben. Mit einem Handmixer vermischen bis alles gut vermengt ist. Milch und Sesamsamen-Mischung zugeben und noch einmal für 2 Minuten vermengen.

Die Papierförmchen in Muffinsformen geben.Die Mischung in Muffinsformen geben. Im Ofen für ca. 15-20 Minuten backen oder bis sie goldbraun sind.

Aus dem Ofen nehmen und vor dem Servieren abkühlen lassen.

Nährwertangaben pro Portion: Kcal: 206, Proteine: 5,8 g, Kohlenhydrate: 43,4 g, Fette: 2,1 g

8.   Bohnen- & Erbsen-Eintopf

Zutaten:

185 g Kidneybohnen, über Nacht eingeweicht

150 g grüne Erbsen

240 ml Rindfleischbrühe

480 ml Wasser

2 EL Mehl

1 TL Cayennepfeffer, gemahlen

1 große Zwiebel, geschnitten

2 Knoblauchzehen, zerdrückt

½ TL Kreuzkümmel, gemahlen

1 TL Salz

½ TL schwarzer Pfeffer, gemahlen

1 TL Olivenöl

Zubereitung:

Die Bohnen über Nacht einweichen. Abtropfen und gut abwaschen. Zusammen mit den grünen Erbsen in einen großen Topf geben. Zum Kochen bringen und für

15 Minuten kochen. Vom Herd nehmen und gut abgießen. Zur Seite stellen.

Öl in einem großen, tiefen Topf bei mittlerer Temperatur erwärmen. Zwiebeln und Knoblauch zugeben. Unter Rühren für ca. 3-4 Minuten anbraten oder bis sie durchsichtig sind. Brühe und Wasser zugeben. Bohnen und Erbsen zugeben und alles zum Kochen bringen. Die Temperatur runter drehen und mit Kreuzkümmel, Cayennepfeffer, Salz und Pfeffer würzen. Zudecken und für 40 Minuten kochen. Mehl einrühren und für weitere 2 Minuten kochen.

Vom Herd nehmen und vor dem Servieren gut verrühren. 10 Minuten vor Schluss kann noch ein Lorbeerblatt für etwas extra Geschmack zugegeben werden. Dies ist jedoch optional.

Nährwertangaben pro Portion: Kcal: 159, Proteine: 9,7 g, Kohlenhydrate: 27,3 g, Fette: 1,6 g

9.   Champignon-Linsen

Zutaten:

200 g Linsen, über Nacht eingeweicht

110 g Champignons, gewürfelt

1 kleine Zwiebel, gewürfelt

2 Knoblauchzehen, zerdrückt

55 g Sellerie, geschnitten

2 EL frische Petersilie, fein gehackt

2 EL Olivenöl

720 ml Hühnerbrühe

240 ml Wasser

Zubereitung:

Die Linsen über Nacht einweichen. Linsen in ein Sieb geben und abtropfen. Unter kaltem, fließendem Wasser waschen. In einen großen Topf geben und Hühnerbrühe und Champignons zugeben. Zum Kochen bringen und für 10 Minuten kochen. Temperatur runter drehen und für weitere 15 Minuten köcheln lassen.

Öl in einem mittelgroßen Topf bei mittlerer Hitze erwärmen. Zwiebeln und Sellerie zugeben. Für ca. 3-4 Minuten kochen oder bis die Zwiebeln glasig sind. Alles in einen großen Topf geben und gut verrühren.

Wasser zugeben und für 15 Minuten kochen. Vom Herd nehmen und vor dem Servieren mit Petersilie bestreuen.

Guten Appetit!

Nährwertangaben pro Portion: Kcal: 182, Proteine: 11,3 g, Kohlenhydrate: 21,7 g, Fette: 5,8 g

10. Kohlblätter-Tomatensmoothie

Zutaten:

100 g Kohlblätter, gerupft

200 g Tomaten, gewürfelt

240 ml Wasser

1 große Zitrone, geschält

½ TL getrockneter Oregano, gemahlen

¼ TL Kurkuma, gemahlen

Zubereitung:

Kohlblätter mit einem Sieb unter kaltem, fließendem Wasser waschen. Mit den Händen zerrupfen und in eine Küchenmaschine geben.

2 mittelgroße Tomaten waschen und in eine Schüssel geben. In kleine Stücke schneiden und beim Schneiden den Tomatensaft auffangen. Tomaten und Tomatensaft in die Küchenmaschine geben.

Zitrone schälen und der Länge nach halbieren. Mit Oregano, Kurkuma und Wasser in die Küchenmaschine geben. Rühren bis es gut vermengt und cremig ist.

In Gläsern anrichten und vor dem Servieren ein paar Eiswürfel zugeben.

Guten Appetit!

Nährwertangaben pro Portion: Kcal: 77, Proteine: 5,6 g, Kohlenhydrate: 13,7 g, Fette: 10,5 g

11.   Knusprige Forellenfilets

Zutaten:

450 g Forellenfilets

1 EL Olivenöl

1 EL Dijonsenf

125 g Maisstärke

2 große Eier

1 TL Salz

½ TL schwarzer Pfeffer, gemahlen

2 EL Zitronensaft, frisch gepresst

Zubereitung:

Filets unter kaltem, fließendem Wasser waschen und mit Küchenpapier trocken tupfen. Zur Seite stellen.

Den Grill auf mittlere Temperatur vorheizen.

Maisstärke, Senf, Salz und Pfeffer in eine große Schüssel geben.

Die Eier auf ein großes Backblech schlagen. Als erstes die Filets in die Eier tauchen, dann in der Maisstärkemischung wenden.

Filets für ca. 3-5 Minuten auf jeder Seite grillen oder bis sie schön knusprig sind. Die Filets kurz vor Schluß noch beträufeln und vom Grill nehmen.

Sofort servieren.

Nährwertangaben pro Portion: Kcal: 408, Proteine: 33,7 g, Kohlenhydrate: 29,9 g, Fette: 15,8 g

12. Putenbrust in süßer Soße

Zutaten:

450 g Putenbrust, in mundgerechte Stücke geschnitten

1 TL getrockneter Thymian, gemahlen

2 EL Olivenöl

¼ TL Kreuzkümmel, gemahlen

3 EL flüssiger Honig

½ TL Salz

¼ TL schwarzer Pfeffer, gemahlen

Zubereitung:

Fleisch unter kaltem, fließendem Wasser waschen und mit Küchenpapier trocken tupfen. In mundgerechte Stücke schneiden und zur Seite stellen.

Öl, Thymian, Kreuzkümmel, flüssiger Honig, Salz und Pfeffer in eine kleine Schüssel geben. Gut vermengen und für 10 Minuten zur Seite stellen, damit sich die Aromen vermischen können.

Öl in einer großen Bratpfanne bei mittlerer Hitze erwärmen. Fleisch zugeben und für ca. 6-7 Minuten kochen oder bis es fast fertig ist. Die gerade zubereitete Soße drüber geben und gut vermengen. Für weitere 2 Minuten kochen oder bis das Fleisch goldbraun ist.

Vom Herd nehmen und mit frischem Gemüse servieren.

Nährwertangaben pro Portion: Kcal: 303, Proteine: 25,9 g, Kohlenhydrate: 24,1 g, Fette: 11,9 g

13.   Kohl-Rübensalat

Zutaten:

140 g frischer Kohl, gerupft

250 g Rüben, geschnitten und gewürfelt

1 großer Apfel, entkernt und gewürfelt

4 EL Orangensaft, frisch gepresst

2 EL Zitronensaft, frisch gepresst

1 TL Apfelessig

1 TL Salz

¼ TL Cayennepfeffer, gemahlen

Zubereitung:

Orangensaft, Zitronensaft, Apfelessig, Salz und Cayennepfeffer in eine kleine Schüssel geben. Vermengen und für 10 Minuten zur Seite stellen, damit sich die Aromen vermischen können.

Kohl gründlich unter kaltem, fließendem Wasser waschen. Abtropfen und mit den Händen rupfen. Zur Seite stellen.

Rüben waschen und die grünen Blätter entfernen. In mundgerechte Stücke schneiden und zur Seite stellen.

Apfel waschen und Kernhaus entfernen. In mundgerechte Stücke schneiden und zur Seite stellen.

Kohl, Rüben und Apfel in eine große Schüssel geben. Mit Marinade beträufeln und vor dem Servieren für 10-15 Minuten kalt stellen.

Nährwertangaben pro Portion: Kcal: 131, Proteine: 3,1 g, Kohlenhydrate: 31,1 g, Fette: 0,6 g

14. Geschmortes Hühnchen und Gemüse

Zutaten:

450 g Hühnerbrust, ohne Haut und ohne Knochen

1 große gelbe Paprika, entkernt und gewürfelt

1 große grüne Paprika, entkernt und gewürfelt

3 Knoblauchzehen, gehackt

200 g Tomaten, gewürfelt

1 TL getrockneter Thymian, gemahlen

1 EL Olivenöl

1 TL Salz

¼ TL rote Paprikaflocken

720 ml Wasser

Zubereitung:

Fleisch unter kaltem, fließendem Wasser waschen und mit Küchenpapier trocken tupfen. In mundgerechte Stücke schneiden und zur Seite stellen.

Paprika waschen und halbieren. Kerne entfernen und in kleine Stücke schneiden. Zur Seite stellen.

Öl in einem tiefen Topf bei mittlerer Temperatur erwärmen. Fleisch zugeben und für ca. 3-5 Minuten kochen oder bis es leicht braun ist. Tomaten und Wasser unterrühren. Zum Kochen bringen und auf kleinster Stufe weiterkochen. Für 30 Minuten kochen und etwas Thymian, Salz und Pfeffer drüber streuen. Für 30 Minuten kochen oder bis es durch ist.

Vom Herd nehmen und servieren.

Nährwertangaben pro Portion: Kcal: 277, Proteine: 34 g, Kohlenhydrate: 7,2 g, Fette: 12,2 g

15. Haferbrei mit Früchten

Zutaten:

200 g frische Erdbeeren, gewürfelt

2 große Bananen, geschält und gewürfelt

3 EL Walnüsse, grob gehackt

¼ TL Zimt

120 ml Kokosmilch

1 TL Vanilleextrakt

Zubereitung:

Erdbeeren unter kaltem, fließendem Wasser waschen. Abtropfen und in mundgerechte Stücke schneiden. In einen große Schüssel geben und zur Seite stellen.

Banane schälen und in dünne Scheiben schneiden. In die Küchenmaschine geben und pürieren bis sie cremig ist. In eine Schüssel geben und Kokosmilch, Zimt und Vanilleextrakt einrühren. Mit Walnüssen garnieren und vor dem Servieren für 15 Minuten kalt stellen.

Guten Appetit!

Nährwertangaben pro Portion: Kcal: 241, Proteine: 4,1 g, Kohlenhydrate: 27,7 g, Fette: 14,6 g

16.   Quinoa mit Karotten und Tomaten

Zutaten:

170 g Quinoa

1 große Karotte, geschnitten

2 kleine Tomaten, gehackt

1 kleine Zwiebel, geschnitten

1 TL Salz

1 EL Olivenöl

2 EL Zitronensaft, frisch gepresst

1 TL Apfelessig

½ TL schwarzer Pfeffer, gemahlen

Zubereitung:

Zitronensaft, Apfelessig, Salz und Pfeffer in eine kleine Schüssel geben. Verrühren bis es gut vermischt ist und zur Seite stellen.

Quinoa in einen dickbodigen Topf geben. 480 ml Wasser zugeben und zum Kochen bringen. Zudecken und die Temperatur runter drehen. Für 15 Minuten kochen und vom Herd nehmen. In einem Sieb gut abtropfen und zur Seite stellen.

Tomaten, Karotten, Zwiebel und Quinoa in einer großen Salatschüssel vermengen. Mit dem gemachten Dressing übergießen und gut vermengen, so dass alle Zutaten bedeckt sind.

Sofort servieren.

Nährwertangaben pro Portion: Kcal: 282, Proteine: 9,1 g, Kohlenhydrate: 43,7 g, Fette: 8,3 g

17. Eisberg-Orangen-Salat

Zutaten:

2 große Orangen, geschält

75 g Eisbergsalat, grob gehackt

1 großer Granny Smith, entkernt und gewürfelt

55 g getrocknete Cranberries

3 EL Zitronensaft, frisch gepresst

1 EL flüssiger Honig

¼ TL rote Paprikaflocken

Zubereitung:

Zitronensaft und Honig in eine kleine Schüssel geben. Verrühren und zur Seite stellen.

Salat gründlich unter kaltem, fließendem Wasser waschen und grob hacken. Salat in eine große Salatschüssel geben und zur Seite stellen.

Apfel waschen und halbieren. Kerne entfernen und in mundgerechte Stücke schneiden. In die Schüssel mit dem Salat geben.

Orangen schälen und in Spalten schneiden. Die Spalten halbieren und in die Schüssel geben. Cranberries unterrühren und mit dem hergestellten Dressing beträufeln. Gut verrühren damit alle Zutaten bedeckt sind. Vor dem Servieren für 30 Minuten kalt stellen.

Guten Appetit!

Nährwertangaben pro Portion: Kcal: 135, Proteine: 1,6 g, Kohlenhydrate: 33,1 g, Fette: 0,5 g

18. Milchige Hähnchenflügel

Zutaten:

900 g Hähnchenflügel

2 EL Olivenöl

1 EL Mehl

1 TL Cayennepfeffer, gemahlen

1 TL getrockneter Oregano, gemahlen

3 EL Zitronensaft, frisch gepresst

120 ml Milch

120 ml Wasser

1 TL gelber Senf

1 TL Salz

¼ TL schwarzer Pfeffer, gemahlen

Zubereitung:

Flügel unter kaltem, fließendem Wasser waschen und mit Küchenpapier trocken tupfen. Zur Seite stellen.

Milch, Wasser, Senf, Salz, Pfeffer, Zitronensaft und Oregano in eine kleine Schüssel geben. Verrühren bis es gut vermischt ist und zur Seite stellen.

Öl in einer großen Bratpfanne bei mittlerer Hitze erwärmen. Für ca. 3-5 Minuten kochen oder bis sie leicht braun sind. Die vorbereitete Soße zugeben und Temperatur runter drehen. Für 10 Minuten kochen und vom Herd nehmen.

Warm servieren.

Nährwertangaben pro Portion: Kcal: 416, Proteine: 53,6 g, Kohlenhydrate: 3,1 g, Fette: 19,8 g

19.   Fleisch & Champignons in Tomatensoße

Zutaten:

450 g fettarmes Rindfleisch, in mundgerechte Stücke geschnitten

55 g Champignons, gehackt

200 g Tomaten, gewürfelt

2 EL Olivenöl

1 EL frische Petersilie, fein gehackt

2 Knoblauchzehen, zerdrückt

1 kleine rote Zwiebel, geschnitten

1 TL Salz

¼ TL schwarzer Pfeffer, gemahlen

Zubereitung:

Fleisch unter kaltem, fließendem Wasser waschen und mit Küchenpapier trocken tupfen. In mundgerechte Stücke schneiden und zur Seite stellen.

Tomaten, Knoblauch, Petersilie, Zwiebeln, Salz und Pfeffer in einem Mixer geben. Bearbeiten bis es gut püriert ist und zur Seite stellen.

Öl in einer großen Bratpfanne bei mittlerer Hitze erwärmen. Fleisch zugeben, für 3 Minuten kochen und dann Champignons zugeben. Für weitere 3 Minuten kochen oder bis das Fleisch goldbraun wird. Gelegentlich umrühren.

Nun das Tomatenpüree zugeben und gut verrühren um das Fleisch zu bedecken. Ca. 120 ml Wasser zugeben um die Dicke der Soße anzupassen. Umrühren und für 5-7 Minuten kochen oder bis sie angedickt ist.

Vom Herd nehmen und warm servieren.

Nährwertangaben pro Portion: Kcal: 387, Proteine: 47,2 g, Kohlenhydrate: 5,8 g, Fette: 19 g

20.   Gegrillter Thunfisch und Zucchini

Zutaten:

450 g Thunfischsteak, ohne Haut und ohne Knochen

1 große Zucchini, geschält and gewürfelt

2 EL Olivenöl

2 EL Zitronensaft, frisch gepresst

1 EL Apfelessig

1 TL Salz

1 TL getrockneter Rosmarin, gemahlen

¼ TL schwarzer Pfeffer, gemahlen

Zubereitung:

Steaks unter kaltem, fließendem Wasser waschen und mit Küchenpapier trocken tupfen. Zur Seite stellen.

Zucchini schälen und in dünne Scheiben schneiden. Zur Seite stellen.

Öl, Zitronensaft, Essig, Salz, Rosmarin und Pfeffer in eine kleine Schüssel geben. Verrühren bis es gut vermischt ist und zur Seite stellen.

Den Grill auf mittlere Temperatur vorheizen. Fleisch und Zucchinischeiben großzügig mit der zubereiteten Marinade bestreichen. Fleisch für ca. 4 Minuten auf jeder Seite anbraten oder bis es den gewünschten Garheitsgrad erreicht hat. Zucchini für ca. 3 Minuten auf jeder Seite anbraten oder bis sie zart sind.

Vom Grill nehmen und vor dem Servieren mehr Marinade zugeben.

Guten Appetit!

Nährwertangaben pro Portion: Kcal: 286, Proteine: 35 g, Kohlenhydrate: 3,2 g, Fette: 14,4 g

21. Brokkoli-Suppe

Zutaten:

450 g frischer Brokkoli, gehackt

480 ml Hühnerbrühe

240 ml Magermilch

1 EL Butter

1 TL Cayennepfeffer, gemahlen

1 EL frische Petersilie, fein gehackt

1 TL Salz

¼ TL schwarzer Pfeffer, gemahlen

Zubereitung:

Brokkoli unter kaltem, fließendem Wasser waschen. Abtropfen und in mundgerechte Stücke schneiden. Zur Seite stellen.

Brokkoli, Hühnerbrühe und Wasser in einen großen Topf geben. Zum Kochen bringen und auf kleinster Stufe weiterkochen. Für 10 Minuten kochen.

In der Zwischenzeit, Butter in einer Bratpfanne bei mittlerer Hitze schmelzen. Cayennepfeffer und Mehl unterrühren. Für 1 Minuten kochen, bis es schön vermischt und cremig ist. Vom Herd nehmen und in den Topf geben. Gut verrühren und für weitere 3 Minuten kochen.

Vom Herd nehmen und warm servieren.

Nährwertangaben pro Portion: Kcal: 72, Proteine: 5,2 g, Kohlenhydrate: 7,6 g, Fette: 2,7 g

22.   Zwiebel-Petersilienomelet

Zutaten:

5 große Eier, geschlagen

1 EL frische Petersilie, fein gehackt

1 kleine Zwiebel, geschnitten

1 EL Olivenöl

½ TL Salz

¼ TL Cayennepfeffer, gemahlen

Zubereitung:

Eier, Petersilie, Salz und Cayennepfeffer in einer großen Schüssel verquirlen. Zur Seite stellen.

Öl in einer großen Bratpfanne bei mittlerer Hitze erwärmen. Zwiebeln hinzufügen und für ca. 3-4 Minuten anbraten oder bis sie glasig sind. Mit einem Holzspatel die Zwiebeln auf eine Seite der Pfanne schieben.

Nun die Eimasse hinzufügen und für 3 Minuten anbraten, dann das Omelet wenden. Für weitere 2 Minuten anbraten und das Omelet falten.

Vom Herd nehmen und sofort servieren.

Nährwertangaben pro Portion: Kcal: 254, Proteine: 16,2 g, Kohlenhydrate: 4,5 g, Fette: 19,5 g

23. Pfirsich-Erdbeer-Smoothie

Zutaten:

200 g Erdbeeren, gewürfelt

1 großer Pfirsich, entsteint und gehackt

1 große Banane, geschnitten

240 ml Magermilch

1 EL Chiasamen

Zubereitung:

Erdbeeren mit einem Sieb unter kaltem, fließendem Wasser waschen. Abtropfen und in kleine Stücke schneiden. In die Küchenmaschine geben.

Pfirsiche waschen und halbieren. Kern entfernt und in mundgerechte Stücke scheiden. Zusammen mit Milch und gewürfelter Banane in die Küchenmaschine geben. Vermischen bis sämig und cremig ist. In Gläsern anrichten und vor dem Servieren 15 Minuten kühl stellen. Vor dem Servieren mit Minzblättern garnieren.

Nährwertangaben pro Portion: Kcal: 157, Proteine: 6,1 g, Kohlenhydrate: 26,2 g, Fette: 3,6 g

24. Muscheln in Tomatensoße

Zutaten:

450 g Muscheln, geschält

1 mittelgroße Zwiebel, gewürfelt

200 g Tomaten, gewürfelt

2 EL Tomatenmark

2 EL frische Petersilie, fein gehackt

1 TL getrockneter Oregano, gemahlen

2 Knoblauchzehen, gewürfelt

1 TL Meersalz

¼ TL schwarzer Pfeffer, gemahlen

2 EL Olivenöl

Zubereitung:

Öl in einer großen Bratpfanne bei mittlerer Hitze erwärmen. Zwiebeln und Knoblauch zugeben und für 3 Minuten anbraten oder bis sie leicht glasig sind. Muscheln zugeben und Tomaten und Tomatenmark einrühren. 120 ml Wasser zugeben und gut umrühren.

Zum Kochen bringen und auf kleinster Stufe weiterkochen.

Für 10 Minuten köcheln und Petersilie, Oregano, Salz und Pfeffer einrühren. Gut verrühren und für 2 Minuten kochen.

Vom Herd nehmen und sofort servieren.

Nährwertangaben pro Portion: Kcal: 188, Proteine: 14,8 g, Kohlenhydrate: 11 g, Fette: 9,8 g

25. Wolfsbarsch mit frischem Salat

Zutaten:

450 g Wolfsbarschfilets

75 g Römersalat

1 mittelgroße Tomate

1 kleine Zwiebel, gewürfelt

2 Knoblauchzehen, zerdrückt

2 EL Zitronensaft, frisch gepresst

1 TL Apfelessig

2 EL Olivenöl

1 EL frischer Rosmarin, fein gehackt

1 TL Meersalz

¼ TL schwarzer Pfeffer, gemahlen

Zubereitung:

Filets unter kaltem, fließendem Wasser waschen und mit Küchenpapier trocken tupfen. In dünne Scheiben schneiden und zur Seite stellen.

Zitronensaft, Essig, Rosmarin, Salz und Pfeffer in eine kleine Schüssel geben. Gut rühren und zur Seite stellen, damit sich das Aroma voll entfalten kann.

Öl in einer großen Bratpfanne bei mittlerer Hitze erwärmen. Knoblauch und Zwiebeln zugeben und für 2 Minuten unter Rühren anbraten. Filets zugeben und für ca. 3-4 Minuten auf jeder Seite anbraten. Vom Herd nehmen und auf eine Servierplatte geben.

Salat gründlich unter waschen und grob hacken. Tomaten waschen und in mundgerechte Stücke schneiden. Mit dem Salat vermengen und mit dem hergestellten Dressing beträufeln.

Filets mit frischem Salat servieren.

Nährwertangaben pro Portion: Kcal: 297, Proteine: 36,7 g, Kohlenhydrate: 6 g, Fette: 13,6 g

26. Hühnchen in Tomaten-Sahnesoße

Zutaten:

450 g Hühnerbrust, ohne Haut und ohne Knochen

1 EL Zitronensaft, frisch gepresst

1 kleine rote Zwiebel, geschnitten

2 Knoblauchzehen, zerdrückt

1 EL Olivenöl

55 g Frischkäse

1 große Tomate, gewürfelt

1 TL getrockneter Oregano, gemahlen

1 TL Meersalz

¼ TL schwarzer Pfeffer, gemahlen

Zubereitung:

Fleisch unter kaltem, fließendem Wasser waschen und mit Küchenpapier trocken tupfen. Zur Seite stellen.

Tomaten, Frischkäse, Knoblauch, getrocknete Tomaten, Meersalz und Pfeffer in die Küchenmaschine oder den

Mixer geben. Rühren bis es schön sämig und cremig ist. Zur Seite stellen.

Öl in einer großen Bratpfanne bei mittlerer Hitze erwärmen. Zwiebeln zugeben und für 3 Minuten unter Rühren anbraten. Fleisch zugeben und für 5 Minuten kochen, dabei gelegentlich umrühren.

Die gerade gemachte Soße zugeben und komplett warm machen. Temperatur herunterdrehen und für weitere 2 Minuten braten. Vom Herd nehmen und servieren.

Nährwertangaben pro Portion: Kcal: 316, Proteine: 34,7 g, Kohlenhydrate: 4,7 g, Fette: 17,2 g

27. Rosenkohl mit Zwiebeln

Zutaten:

450 g frischer Rosenkohl, gewürfelt

2 große Zwiebeln, geschnitten

2 Knoblauchzehen, zerdrückt

2 EL Olivenöl

1 TL Salz

¼ TL schwarzer Pfeffer, gemahlen

1 EL Mehl

1 TL Cayennepfeffer

1 EL Tomatenmark

¼ TL getrockneter Rosmarin, gemahlen

Zubereitung:

Rosenkohl unter kaltem, fließendem Wasser waschen und die äußeren, verwelkten Blätter entfernen. In mundgerechte Stücke schneiden und zur Seite stellen.

Tomatenmark, Rosmarin, Mehl und 2 EL Wasser in eine kleine Schüssel geben. Verrühren bis es gut vermischt ist und zur Seite stellen.

Öl in einer großen Topf bei mittlerer Temperatur erwärmen. Zwiebeln zugeben und für ca. 4-5 Minuten anbraten oder bis sie glasig sind. Rosenkohl und ca. 120 ml Wasser zugeben. Zum Kochen bringen und für 5 Minuten kochen, oder bis das Wasser fast verdunstet ist. Tomatenmark zugeben und die Temperatur runter drehen. Für weitere 4 Minuten kochen und vom Herd nehmen.

Warm servieren.

Nährwertangaben pro Portion: Kcal: 143, Proteine: 4,5 g, Kohlenhydrate: 17,7 g, Fette: 7,6 g

28. Makrelen mit Avocadopüree

Zutaten:

450 g Makrelenfilets

1 mittelgroße Avocado, entsteint und gehackt

1 kleine Zwiebel, gewürfelt

1 mittelgroße Tomate, gewürfelt

2 Knoblauchzehen, zerdrückt

1 TL getrockneter Oregano, gemahlen

1 EL Zitronensaft, frisch gepresst

1 EL Olivenöl

1 TL Salz

¼ TL schwarzer Pfeffer, frisch gemahlen

Zubereitung:

Filets unter kaltem, fließendem Wasser waschen und mit Küchenpapier trocken tupfen. Zur Seite stellen.

Avocado, Zwiebeln, Tomaten, Knoblauch, Oregano, Salz und Pfeffer in eine Küchenmaschine geben. Bearbeiten bis es cremig ist und zur Seite stellen.

Öl in einer großen Bratpfanne mit Antihaft-Beschichtung bei mittlerer Hitze erwärmen. Filets zugeben und für 3 Minuten auf jeder Seite anbraten oder bis sie fertig sind.

Vom Herd nehmen und mit Zitronensaft beträufeln. Mit Avocadopüree servieren.

Nährwertangaben pro Portion: Kcal: 447, Proteine: 28,6 g, Kohlenhydrate: 8,1 g, Fette: 33,7 g

29. Orangen-Sahne-Smoothie

Zutaten:

2 große Orangen, geschält und in Spalten geschnitten

1 mittelgroße Karotte

½ TL Kurkuma, gemahlen

115 g Sauerrahm

2 EL Magermilch

¼ TL Zimt, gemahlen

1 EL frische Minze, gehackt

Zubereitung:

Karotten waschen und das Grün abschneiden. Das obere Ende der Karotten abschneiden und in Scheiben schneiden. Orangen schälen und in Spalten schneiden.

Nun Orangen, Karotten, Milch und Sauerrahm in die Küchenmaschine geben. Vermischen bis sämig und cremig ist. In Gläsern anrichten und Kurkuma und Zimt unterrühren. Mit Minze garnieren und vor dem Servieren für 15 Minuten kalt stellen.

Nährwertangaben pro Portion: Kcal: 154, Proteine: 3 g, Kohlenhydrate: 19,1 g, Fette: 8,2 g

30. Fleisch-Kartoffel-Auflauf

Zutaten:

450 g fettarmes Rinderhack

200 g grüne Bohnen

1 große Kartoffel, geschält and geschnitten

1 mittelgroße Zwiebel

2 EL Buchweizenmehl

2 EL frische Petersilie, fein gehackt

1 TL Salz

¼ TL Paprikapulver, gemahlen

1 EL Olivenöl

Zubereitung:

Den Ofen auf 375°F (190°C) vorheizen.

Grüne Bohnen in einen Topf mit kochendem Wasser geben und für 5 Minuten kochen. Vom Herd nehmen und gut abgießen. Zur Seite stellen.

Kartoffel schälen und in dünne Scheiben schneiden. In einen tiefen Topf geben und 720 ml Wasser zugeben. Zum

Kochen bringen und für 10 Minuten kochen. Vom Herd nehmen und gut abgießen. Zum Abkühlen zur Seite stellen.

In der Zwischenzeit, Rinderhack, Mehl, grüne Bohnen, Petersilie, Salz und Pfeffer in eine große Schüssel geben.

Eine große Kasserolle mit dem etwas Öl einfetten. Kartoffeln in der Auflaufform verteilen. Die Fleischmasse draufgeben und gleichmäßig verteilen. Im Ofen für ca. 45-50 Minuten backen oder bis sie fertig sind.

Aus dem Ofen nehmen und vor dem Servieren abkühlen lassen.

Nährwertangaben pro Portion: Kcal: 277, Proteine: 30,1 g, Kohlenhydrate: 19,2 g, Fette: 8,7 g

31.   Aprikosen in Kokosnusscreme

Zutaten:

4 mittelgroße Aprikosen

1 große Banane, geschnitten

3 EL Kokosmilch

1 EL Honig

1 TL Vanilleextrakt

115 g Sauerrahm

1 EL Orangensaft, frisch gepresst

Zubereitung:

Aprikosen waschen und halbieren. Kerne entfernen und in mundgerechte Stücke schneiden. Zur Seite stellen.

Banane schälen und in dünne Scheiben schneiden.

Nun, Kokosmilch in einen kleinen Topf geben. Auf mittlere Temperatur aufheizen und Honig unterrühren. Die Temperatur runter drehen und Vanilleextrakt zugeben, ständig umrühren. Für 1 Minuten kochen und dann Sauerrahm zugeben. Gut verrühren und kochen bis es komplett heiß und cremig ist. Vom Herd nehmen und Orangensaft unterrühren.

Aprikosen und Bananen in einer Schüssel vermischen und Sahne drüber geben. Gut verrühren damit alle Zutaten bedeckt sind. Zur Seite stellen damit es auf Zimmertemperatur abkühlt und dann vor dem Servieren für 30 Minuten kalt stellen.

Guten Appetit!

Nährwertangaben pro Portion: Kcal: 310, Proteine: 4,1 g, Kohlenhydrate: 36,7 g, Fette: 18,1 g

32. Cranberry-Thunfischsteaks

Zutaten:

450 g Thunfischsteaks

100 g Cranberries

3 EL Magermilch

1 EL Honig

2 EL Olivenöl

1 EL Apfelessig

1 TL getrockneter Thymian, gemahlen

2 EL Zitronensaft, frisch gepresst

1 TL Meersalz

¼ TL schwarzer Pfeffer, frisch gemahlen

Zubereitung:

Milch, Honig und Cranberries in einem kleinen Topf bei mittlerer Temperatur erwärmen. Kochen bis es komplett heiß ist und die Mischung cremig und geleeartig wird.

Vom Herd nehmen und zur Seite stellen.

Öl in einer großen Bratpfanne bei mittlerer Hitze erwärmen. Fleisch zugeben und für 3 Minuten anbraten. Fleisch wenden und Essig und Zitronensaft zugeben. Für weitere 3 Minuten braten oder bis das Fleisch durch ist.

Vom Herd nehmen und mit Thymian, Salz und Pfeffer für den Geschmack bestreuen. Mit der Cranberrysoße servieren.

Guten Appetit!

Nährwertangaben pro Portion: Kcal: 410, Proteine: 45,9 g, Kohlenhydrate: 10,4 g, Fette: 18,9 g

33. Cremige Spargelsuppe

Zutaten:

450 g Spargel, geschnitten und gewürfelt

240 ml Magermilch

240 ml Hühnerbrühe

2 EL Mehl

1 TL getrockneter Oregano, gemahlen

1 TL Salz

¼ TL schwarzer Pfeffer, gemahlen

Zubereitung:

Spargel waschen und die holzigen Enden abschneiden. In mundgerechte Stücke schneiden und in einen großen Topf geben. Milch zugeben und kochen bis es komplett heiß ist. Hühnerbrühe zugeben und gut verrühren. Zum Kochen bringen und auf kleinster Stufe weiterkochen.

Mehl, Oregano, Salz und Pfeffer unterrühren. Für weitere 5 Minuten kochen oder bis der Spargel zart ist.

Vom Herd nehmen und warm servieren.

Nährwertangaben pro Portion: Kcal: 56, Proteine: 4,9 g, Kohlenhydrate: 8,8 g, Fette: 0,4 g

34. Frühlingszwiebel-Tomaten-Omelet

Zutaten:

5 große Eier, geschlagen

1 kleine Tomate, gehackt

50 g Frühlingszwiebeln, gewürfelt

1 EL frische Petersilie, fein gehackt

¼ TL rote Paprikaflocken

1 TL Himalaya-Pinksalz

1 EL Olivenöl

Zubereitung:

Eier, Petersilie, Paprikaflocken und Salz in einer großen Schüssel verquirlen. Zur Seite stellen.

Öl in einer großen Bratpfanne bei mittlerer Hitze erwärmen. Frühlingszwiebeln zugeben und für 1 Minuten anbraten, dabei ständig rühren. Tomaten zugeben und für 1 weitere Minute anbraten, bis sie mit den Zwiebeln verrührt sind.

Die Eiermischung drüber gießen und gleichmäßig in der Pfanne verteilen. Für 3 Minuten braten, dann das Omelet wenden. Für 1 Minuten anbraten oder bis die Eier sich gesetzt haben.

Vom Herd nehmen und das Omelet falten. Sofort servieren.

Nährwertangaben pro Portion: Kcal: 256, Proteine: 16,7 g, Kohlenhydrate: 4,8 g, Fette: 19,6 g

35.   Chia-Haferflocken mit Zimt

Zutaten:

480 ml Magermilch

100 g Haferflocken

1 EL Chiasamen

2 große Eiweiß

1 EL Honig

1 TL Zimt, gemahlen

Zubereitung:

Milch in einen dickbodigen Topf geben. Zum Kochen bringen und auf kleinster Stufe weiterkochen.

Haferflocken, Eiweiß und Zimt zugeben. Gut verrühren und für ca. 5-7 Minuten kochen. Vom Herd nehmen und die Chiasamen unterrühren. Zum Abkühlen zur Seite stellen.

Getrocknete oder frische Früchte können untergerührt werden. Dies ist jedoch optional.

Guten Appetit!

Nährwertangaben pro Portion: Kcal: 208, Proteine: 11,9 g, Kohlenhydrate: 34 g, Fette: 2,7 g

36. Paprika-Lachs-Pastete

Zutaten:

450 g Lachsfilet

1 mittelgroße rote Paprika, entkernt und gewürfelt

1 kleine Zwiebel, gewürfelt

1 EL gelber Senf

1 TL Balsamico-Essig

1 TL getrockneter Rosmarin, gemahlen

1 TL Meersalz

¼ TL schwarzer Pfeffer, frisch gemahlen

1 EL Zitronensaft, frisch gepresst

1 EL Olivenöl

Zubereitung:

Filets unter kaltem, fließendem Wasser waschen und mit Küchenpapier trocken tupfen. In mundgerechte Stücke schneiden und zur Seite stellen.

Öl in einer großen Bratpfanne bei mittlerer Hitze erwärmen. Zwiebeln zugeben und für 3 Minuten unter

Rühren anbraten. Thunfischstücke zugeben und für 6-8 Minuten kochen, dabei ständig umrühren. Etwas Salz drüber streuen und gut verrühren. Vom Herd nehmen und alles in eine Küchenmaschine geben.

Alle restlichen Zutaten in eine Küchenmaschine geben und pürieren bis es cremig ist.

In eine Schüssel geben und sofort servieren.

Nährwertangaben pro Portion: Kcal: 269, Proteine: 30,3 g, Kohlenhydrate: 6 g, Fette: 14,4 g

37. Kohl-Muffins

Zutaten:

35 g frischer Kohl, fein gehackt

240 g Buchweizenmehl

1 TL Backpulver

240 ml fettarme Milch

2 große Eier

4 EL Frischkäse

1 EL Pflanzenöl

Zubereitung:

Den Ofen auf 300°F (150°C) vorheizen.

Kohl gründlich unter kaltem, fließendem Wasser waschen. Abtropfen, fein hacken und zur Seite stellen.

Mehl und Backpulver in einer großen Schüssel vermengen. Zur Seite stellen.

Milch, Eier, Sahne und Pflanzenöl in eine separate, große Schüssel geben. Mit einem Handmixer vermischen bis alles gut vermengt ist. Nun diese Masse in eine Schüssel mit dem Mehl geben und bei niedriger Geschwindigkeit verrühren bis ein schöner Teig entsteht.

Papierförmchen in die Muffinform geben. Teig in der Form verteilen und in den Ofen geben.

Für ca. 20-25 Minuten backen oder bis es goldbraun ist. Aus dem Ofen nehmen und zum Abkühlen zur Seite stellen.

Guten Appetit!

Nährwertangaben pro Portion: Kcal: 441, Proteine: 18,2 g, Kohlenhydrate: 62,5 g, Fette: 15,8 g

38. Zwiebel-Sahne-Hühnchen

Zutaten:

450 g Hühnerbrust, ohne Haut und ohne Knochen

1 große Zwiebel, geschnitten

1 EL Olivenöl

2 Knoblauchzehen, zerdrückt

2 EL Sauerrahm

2 EL frische Petersilie, fein gehackt

1 TL Salz

¼ TL schwarzer Pfeffer, gemahlen

Zubereitung:

Hühnerbrust unter kaltem, fließendem Wasser waschen und mit Küchenpapier trocken tupfen. In 2,5 cm dicke Scheiben schneiden und zur Seite stellen.

Sauerrahm, Petersilie, Knoblauch, Salz und Pfeffer in eine kleine Schüssel geben. Gut rühren und zur Seite stellen.

Öl in einer großen Bratpfanne bei mittlerer Hitze erwärmen. Zwiebeln zugeben und für ca. 3-4 Minuten unter Rühren anbraten oder bis sie glasig sind. Hühnchen zugeben und für 10 Minuten anbraten oder bis es goldbraun ist. Die gerade zubereitete Soße drüber geben und gut vermengen, damit das Hühnchen bedeckt ist.

Für weitere 2 Minuten kochen und vom Herd nehmen. Zum Abkühlen zur Seite stellen.

Guten Appetit!

Nährwertangaben pro Portion: Kcal: 369, Proteine: 44,8 g, Kohlenhydrate: 6 g, Fette: 17,6 g

39. Navy Bohnensalat

Zutaten:

185 g Navy Bohnen, vorgekocht

75 g Eisbergsalat, gewürfelt

1 mittelgroße Tomate, gewürfelt

1 mittelgroße gelbe Paprika, gehackt

1 kleine rote Zwiebel, gewürfelt

2 EL Zitronensaft, frisch gepresst

1 TL Balsamico-Essig

1 EL frische Petersilie, fein gehackt

2 EL Olivenöl

2 Knoblauchzehen, gewürfelt

1 TL Salz

¼ TL rote Paprikaflocken

Zubereitung:

Zitronensaft, Essig, Petersilie, Olivenöl, Knoblauch, Salz und Pfeffer in eine kleine Schüssel geben. Gut vermengen und für 15 Minuten zur Seite stellen, damit sich die Aromen vermischen können.

Die Bohnen über Nacht einweichen. Abtropfen und gut abwaschen. Bohnen in einen großen Topf geben und 720 ml Wasser hinzugeben. Zum Kochen bringen und für 10 Minuten kochen oder bis es gar ist. Vom Herd nehmen und gut abgießen. Zur Seite stellen.

Gemüse waschen und vorbereiten. Paprika halbieren und Kerne entfernen. In kleine Stücke schneiden. Zur Seite stellen.

Zwiebeln schälen und grob hacken. Tomate in kleine Stücke schneiden und zur Seite stellen.

Tomaten, Paprika und Zwiebeln in eine große Salatschüssel geben. Einmal umrühren und dann die Bohnen zugeben. Mit dem hergestellten Dressing beträufeln und gut verrühren.

Auf einer Servierplatte eine Schicht Salat geben. Den Salat draufgeben und sofort servieren.

Nährwertangaben pro Portion: Kcal: 352, Proteine: 16,9 g, Kohlenhydrate: 50,5 g, Fette: 10,7 g

40. Pute mit Ingwersoße

Zutaten:

450 g Putenfilets

1 EL Olivenöl

1 EL frische Petersilie, fein gehackt

1 kleine Zwiebel, fein gewürfelt

1 Ingwerwurzel, 2,5 cm dick

2 Knoblauchzehen, zerdrückt

1 TL Apfelessig

1 EL Zitronensaft, frisch gepresst

1 TL Salz

¼ TL schwarzer Pfeffer

Zubereitung:

Ingwerwurzel schälen und mit Zwiebeln, Knoblauch, Essig und Zitronensaft in eine Küchenmaschine geben. Vermischen bis sämig und cremig ist. Zur Seite stellen.

Öl in einem großen Topf bei mittlerer Hitze erwärmen. Putenstücke zugeben und für ca. 8-10 Minuten backen oder bis sie schön goldbraun sind. Mit Petersilie, Salz und Pfeffer für den Geschmack bestreuen. Einmal umrühren und vom Herd nehmen.

Das Fleisch mit Ingwersoße servieren.

Nährwertangaben pro Portion: Kcal: 318, Proteine: 44,9 g, Kohlenhydrate: 4,4 g, Fette: 12,4 g

41. Gesalzener Tomaten-Rüben-Smoothie

Zutaten:

1 große Tomate, gewürfelt

1 kleine Gurke, gewürfelt

1 mittelgroße Rübe, geschnitten and gewürfelt

230 g griechischer Joghurt

½ TL Salz

½ TL Apfelessig

¼ TL Paprikapulver, gemahlen

Zubereitung:

Tomaten waschen und in eine Schüssel geben. In mundgerechte Stücke schneiden und beim Schneiden den Tomatensaft auffangen. Tomaten und Tomatensaft in die Küchenmaschine geben. Zur Seite stellen.

Gurke waschen und in dünne Scheiben schneiden. In die Küchenmaschine geben und zur Seite stellen.

Rüben waschen und die grünen Blätter entfernen. In kleine Stücke schneiden und mit Joghurt, Salz, Essig und Pfeffer in die Küchenmaschine geben.

Bearbeiten bis es gleichmäßig und cremig ist. In Gläsern anrichten und vor dem Servieren 10 Minuten kühl stellen.

Guten Appetit!

Nährwertangaben pro Portion: Kcal: 81, Proteine: 7,8 g, Kohlenhydrate: 10,1 g, Fette: 1,5 g

42. Schnitzel mit Basmatireis

Zutaten:

450 g Kalbfleischschnitzel, ohne Knochen

190 g Basmatireis

720 ml Wasser

2 Knoblauchzehen, zerdrückt

2 EL Zitronensaft, frisch gepresst

1 TL Kurkuma, gemahlen

1 TL getrockneter Thymian, gemahlen

1 EL Olivenöl

1 TL Salz

¼ TL schwarzer Pfeffer, frisch gemahlen

Zubereitung:

Fleisch unter kaltem, fließendem Wasser waschen und mit Küchenpapier trocken tupfen. In dünne Scheiben schneiden und zur Seite stellen.

Wasser in einen großen Topf geben. Bei mittlerer Temperatur zum Kochen bringen. Reis zugeben und für

10 Minuten kochen. Die Temperatur runter drehen und Kurkuma zugeben. Gut verrühren und für ca. 4-5 Minuten kochen. Zudecken und vom Herd nehmen. Zur Seite stellen.

Den Grill auf mittlere Temperatur vorheizen.

In der Zwischenzeit, Öl, Knoblauch, Thymian und Zitronensaft in eine kleine Schüssel geben. Gut verrühren und das Fleisch mit der Marinade bestreichen. Für 4-5 Minuten auf jeder Seite grillen oder bis sie den gewünschten Garheitsgrad erreicht haben. Auf eine Servierplatte geben und mit der restlichen Marinade beträufeln.

Das Fleisch mit dem vorbereiteten Basmatireis servieren.

Nährwertangaben pro Portion: Kcal: 267, Proteine: 21,5 g, Kohlenhydrate: 21,8 g, Fette: 9,6 g

43. Brauner Reis mit gedünstetem Gemüse

Zutaten:

190 g brauner Reis, ungekocht

225 g frischer Blumenkohl

2 mittelgroße Karotten, geschnitten

1 mittelgroße Sellerie, geschnitten

1 TL Himalaya-Pinksalz

½ TL schwarzer Pfeffer, frisch gemahlen

2 EL Kokosöl

1 EL frischer Sellerie, fein gehackt

Zubereitung:

190 g braunen Reis in einen großen Topf geben. 720 ml Wasser zugeben und zum Kochen bringen. Die Temperatur runter drehen und kochen bis das Wasser verdunstet ist. Vom Herd nehmen und zur Seite stellen.

In der Zwischenzeit, das Gemüse kochen bis es weich ist. Vom Herd nehmen und abgießen.

Kokosöl bei mittlerer Hitze schmelzen. Gekochten Reis, Salz und Pfeffer zugeben und für 3-4 Minuten unter

Rühren anbraten. Gut verrühren und mit aufgeschnittenem Gemüse servieren.

Etwas gewürfelten Sellerie zugeben und warm servieren.

Nährwertangaben pro Portion: Kcal: 399, Proteine: 10 g, Kohlenhydrate: 84,8 g, Fette: 2,7 g

44.   Brokkoli-Eintopf

Zutaten:

55 g frischer Brokkoli

eine Handvoll frische Petersilie, fein gehackt

1 TL getrockneter Thymian, gemahlen

1 EL Zitronensaft, frisch gepresst

3 EL Kokosöl

1 EL Cashewcreme

Zubereitung:

Brokkoli in einen großen Topf geben und genug Wasser zugeben, damit er bedeckt ist. Zum Kochen bringen und kochen, bis er weich ist. Vom Herd nehmen und abgießen.

In die Küchenmaschine geben. Frische Petersilie, Thymian und ca. 120 ml Wasser zugeben. Verquirlen bis eine gleichmäßige Masse entsteht. In den Topf zurückgeben und etwas mehr Wasser zugeben. Zum Kochen bringen und für einige Minuten bei niedriger Temperatur kochen.

Etwas Kokosöl und Cashewcreme unterrühren und mit frischem Zitronensaft beträufeln. Warm servieren.

Nährwertangaben pro Portion: Kcal: 377, Proteine: 1,8 g, Kohlenhydrate: 4,7 g, Fette: 41,2 g

WEITERE TITEL DIESES AUTORS

70 Effektive Rezepte um Übergewicht zu Vermeiden und Gewicht zu Verlieren: Fett schnell verbrennen durch die Verwendung von richtiger Diät und kluger Ernährung

von Joe Correa CSN

48 Rezepte zur Verminderung von Akne: Der schnelle und natürliche Weg zum Beheben Ihres Akne-Problems in weniger als 10 Tagen!

von Joe Correa CSN

41 Rezepte zur Vorbeugung von Alzheimer: Verringern oder Beseitigung des Alzheimer Zustandes in 30 Tagen oder weniger!

von Joe Correa CSN

70 wirksame Rezepte bei Brustkrebs: Vorbeugen und bekämpfen von Brustkrebs mit kluger Ernährung und kraftvollen Lebensmitteln

von Joe Correa CSN